ESSAI

SUR L'INFLUENCE DE LA PESANTEUR

SUR

QUELQUES PHÉNOMÈNES DE LA VIE.

Présenté à la Société de Médecine de Paris,
Le 1er. Juin 1819,

PAR M. ISIDORE BOURDON,
Étudiant en Médecine, Elève interne des Hôpitaux de Paris,
Élève naturaliste, pensionné du Gouvernement.

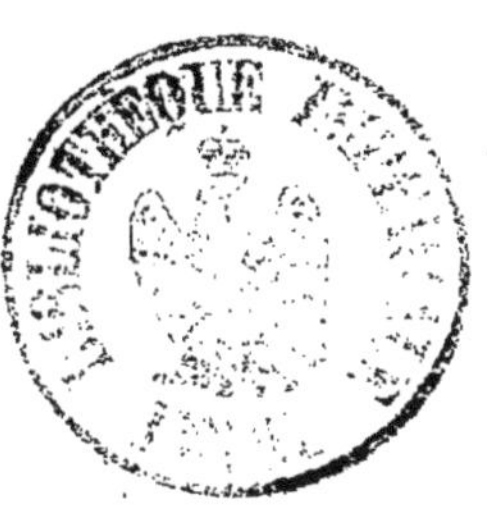

« Les lois de la nature individuelle sont
» dans une lutte constante avec celles de
» la nature universelle................
» L'opposition constante des lois vitales
» aux lois physiques, mécaniques et chi-
» miques, ne soustrait point les corps
» vivans à l'empire de ces dernières. »
(*Nouveaux élém. de physiologie*).

A PARIS,

DE L'IMPRIMERIE DE A. BELIN,
Rue des Mathurins S.-J., hôtel Cluny.

1819.

A LA MÉMOIRE

DE

M. JOSÉPH DEROISIN,

ET DE

M. AUGUSTE CAREL.

C'étaient mes meilleurs amis.

ISIDORE BOURDON.

ESSAI

SUR L'INFLUENCE DE LA PESANTEUR

SUR

QUELQUES PHÉNOMÈNES DE LA VIE.

L'indulgence dont la Société de médecine a jugé digne le mémoire que je viens de publier, et les félicitations honorables qu'elle a daigné m'adresser à ce sujet (1), me font un devoir de lui soumettre aujourd'hui quelques idées touchant *l'influence de la pesanteur sur certains phénomènes de la vie.*

Je préfère commencer l'exposition des

(1) L'auteur fait allusion à une lettre d'encouragement et de félicitation que la Société de médecine lui a fait écrire par M. le secrétaire général, au sujet des premiers travaux qu'il a publiés. (N. des Rédacteurs.)

faits que je rapporte, comme preuves de cette influence, par celui qui m'en a fourni la première idée.

Un soir de l'été 1818, la chaleur était si vive, que, rentré chez moi dans l'intention d'étudier, je me vis forcé de me reposer quelques instans sur mon lit, afin de recouvrer ce calme parfait, indispensable à une étude sérieuse.

Dans cette situation favorable au repos et à la méditation, je me livrais déjà à quelques réflexions sur la physiologie, lorsque je m'aperçus qu'il m'était presqu'impossible de respirer par l'ouverture du nez qui correspondait au côté sur lequel j'étais couché. Je me tournai alors, comme machinalement, sur le côté opposé, et je vis bientôt après, que l'ouverture, d'abord obstruée, devenait libre peu à peu, en même temps que l'autre ouverture, devenue la plus déclive, se fermait à son tour.

Cette alternative de rétrécissement des deux ouvertures nasales, qui coïncidait avec l'inclinaison sur tel ou tel côté, fixa bientôt mon attention : je me couchai alors sur le dos, et je pus observer que dans cette dernière situation, les ouvertures du nez restaient libres.

Répétées un grand nombre de fois dans la même heure, ces expériences me rendirent certain que l'ouverture la plus déclive des fosses nasales tendait à se rétrécir ou même à se fermer complètement au bout de quelque temps de cette déclivité; tandis que la position contraire lui rendait sa première liberté, que l'ouverture opposée perdait à son tour (1).

Il me restait alors, pour compléter cette série d'observations, à trouver la cause de cette obstruction alternative : ce n'était même

---

(1) Ces effets de la situation déclive ne sont pas également marqués chez tous : je connais même des personnes chez lesquelles l'influence du *decubitus* sur la circulation ne devient appréciable que lorsqu'elles sont affectées de *coryza*.

Pour moi, je l'éprouve dans tous les cas; d'une manière bien plus sensible toutefois, lorsque je suis excité, que mon cœur bat avec force, ce qui n'est malheureusement pas rare : (les battemens de mon cœur se font quelquefois sentir dans trois espaces intercostaux).

qu'à cette condition que je pouvais acquérir le droit d'en tirer des inductions générales, puisque la justesse de celles-ci devait être complètement subordonnée à la légitimité de celle-là.

Il est vrai qu'il m'était déjà démontré par les expériences précédentes, que le phénomène observé ne pouvait dépendre que de *l'influence de la pesanteur* ; mais cette dernière pouvait agir de plusieurs manières pour le produire :

1° *Sur les mucosités nasales*, en déterminant leur séjour à l'endroit des cavités destiné à livrer continuellement passage à l'air ;

2° *Sur la membrane pituitaire* elle-même, en produisant la stagnation d'une plus grande quantité de sang dans le tissu de cette membrane, et en l'épaississant.

Il me fut facile de m'assurer que cette obstruction était étrangère à *l'accumulation des mucosités nasales*, en expulsant celles-ci avant de recommencer l'expérience, en aspirant de l'eau à plusieurs reprises par les fosses nasales, afin de délayer mieux les mucosités qui s'y trouvaient, et d'en rendre ainsi l'expulsion et plus facile et plus complète.

Je dus rechercher ensuite si elle ne dépendait pas de *l'épaississement de la membrane pituitaire, causé par la stagnation du sang;* or, cette accumulation pouvait tenir elle-même à deux causes différentes : *à la compression des veines extérieures*, déterminée par le poids de la tête et par la résistance de son point d'appui ; ou bien à l'obstacle apporté par la situation déclive à la circulation du sang veineux, le sang artériel, au contraire, continuant d'affluer avec facilité.

Pour m'éclairer sur la valeur réelle de la première cause (compression des veines superficielles), je soulevai légèrement la tête de dessus l'oreiller, en appuyant une tempe sur l'index et le pouce écartés, ayant soin, toutefois, de conserver à la tête sa position déclive, puisque c'était de cette situation seule que j'avais à déterminer l'influence. Or, dans cette expérience où, deux points opposés et très-limités de la face se trouvant seuls comprimés, les veines du nez étaient libres, le même phénomène s'observa : il ne tenait donc point à la compression des veines, mais bien *à la difficulté du retour du sang veineux, causée par la situation déclive de la tête.*

Ce fait, constaté à plusieurs reprises, me prouva que la pesanteur exerce une influence très-manifeste sur quelques phénomènes de la vie, mais spécialement sur ceux qui sont relatifs à la circulation; que *cette influence consiste surtout à rendre la circulation du sang veineux plus difficile du côté vers lequel le corps est incliné.*

Or, sur huit personnes, me disais-je, il en est sept au moins, qui ont l'habitude de s'incliner en dormant sur le côté droit du corps; c'est par conséquent huit heures sur vingt-quatre, c'est-à-dire, le tiers de leur vie, que la plupart des hommes restent couchés sur le côté droit. Cette situation prolongée sur l'un des côtés du corps, doit laisser, même dans l'état de santé la plus parfaite, des traces non équivoques de son influence sur la circulation veineuse et capillaire; elle doit détruire au bout d'un temps assez court, l'équilibre dans lequel devraient toujours être, pour la régularité des fonctions, les parties droite et gauche du corps. Ce doit être bien pis, ajoutai-je, dans l'état de maladie, où ce défaut d'harmonie doit augmenter comme la durée de l'influence physique à laquelle il est dû. Est-il étonnant d'après cela que les malades aient la face plus colorée du côté vers lequel ils s'inclinent étant couchés? Est-il si extraordinaire aussi que, dans le cours d'une affection aiguë, GALIEN ait prédit une *épistaxis* du côté droit, chez une personne qui, très-probablement, était couchée sur ce côté du corps; puisque, ainsi que le rapporte GALIEN lui-même, la face de ce malade était plus animée et plus rosée à droite, depuis un certain temps déjà?

On peut donc dire, sans crainte d'erreur, que des causes étrangères à la maladie principale ne produisant pas ces hémorragies, c'est du côté *droit* que les *épistaxis* ont le plus fréquemment lieu, excepté pourtant dans les *péripneumonies* et les épanchemens à *gauche*, dans les *pleurésies* à *droite*, etc., pour des causes qui sont liées au genre de *decubitus* auquel ces maladies condamnent. Il suit de là que, de deux médecins, qui dans les mêmes circonstances prédiraient l'épistaxis, l'un, toujours à *gauche*, l'autre, toujours à *droite*, le dernier aurait plus souvent raison; non que la pesanteur, comparée à l'action des organes, ait une très-grande influence sur les phénomènes de la vie, mais parce que l'action du cœur étant égale des deux côtés, les phénomènes de la circulation seront le plus prononcés de celui des deux vers lequel la pesanteur unira sa très-faible influence à l'influence beaucoup plus énergique du cœur. — Ce que je dis de la fréquence des hémorragies nasales à *droite*, doit s'entendre seulement de celles qui surviennent chez les malades alités, ou chez des personnes en santé, mais couchées ; car les effets du *decubitus*, dans ce dernier cas, ne tardent pas à disparaître, lorsque le corps a quitté la situation horizontale pour la verticale : aussi remarque-t-on à peu près une égale fréquence entre les hémorragies nasales du côté droit et celles du côté gauche, quand elles ont lieu pendant la veille, chez des personnes jouissant d'une santé parfaite.. .... Cette remarque peut également s'appliquer à ce qui sera dit plus loin de *l'apoplexie sanguine*.

L'action qu'exerce sur la circulation veineuse et capillaire le *decubitus* prolongé sur l'un des côtés du corps, doit, à la longue, devenir sensible sur les autres organes comme sur la membrane pituitaire : elle est bien plus manifeste encore, cette action, sur ceux qui, comme le cerveau, réunissent à une grande mollesse, des vaisseaux nombreux et très-ténus. On peut faire, sur *l'apoplexie sanguine*, une observation qui trouve naturellement place ici : c'est que le plus grand nombre des *épanchemens sanguins* ont lieu du côté *droit* du cerveau. MORGAGNI avait constaté cette fréquence des épanchemens sanguins à *droite*, et la plupart des médecins, à l'exception cependant de M. ROCHOUX, ont obtenu, depuis, des résultats qui confirment ceux du médecin de Bologne. — Sur *dix-huit* épanchemens sanguins du cerveau que j'ai observés en 1818 à l'hôpital de la Charité, où j'étais externe, *neuf existaient à droite, cinq des deux côtés à la fois, et quatre* seulement à *gauche*. A quelle autre cause qu'à l'influence du *decubitus* sur la circulation du sang, pourrait-on raisonnablement attribuer cette fréquence des épanchemens sanguins à droite? Serait-ce au calibre plus considérable des vaisseaux de ce côté du corps, ainsi que le pensait MORGAGNI? ou serait-ce plutôt à la disposition de l'artère brachio-céphalique, comme l'a émis

M. PORTAL ? Je ne le crois pas. Ces théories, comme beaucoup d'autres, ont contre elles de n'être applicables qu'aux faits pour lesquels on les a créées; et c'est déjà fournir d'assez fortes présomptions de leur insuffisance, pour ne rien dire de plus.

Il n'en est pas ainsi, je crois, de l'influence que j'attribue à la pesanteur sur la production des hémorragies cérébrales à droite : nous nous sommes assurés déjà de la réalité de cette influence, relativement à la circulation de la membrane pituitaire ; nous la découvrirons encore dans d'autres organes, où elle donne lieu à des phénomènes variés. Il serait donc déraisonnable de refuser à la pesanteur sur le cerveau, l'influence qu'elle exerce manifestement sur les autres organes.

Il faut encore remarquer, avant d'abandonner le sujet qui nous occupe, que les *paralysies symptomatiques* d'apoplexies sanguines sont aussi fréquentes à *gauche*, que les *épanchemens* qui les produisent le sont à *droite*. La même cause préside à ces phénomènes différens : cette cause, c'est le *decubitus* plus ordinaire à droite qu'à gauche. On pourrait donc avancer, qu'en général *la paralysie n'affecte si fréquemment le côté gauche du corps, que parce que la plupart des hommes ont l'habitude de se coucher sur le côté droit.* (Tous les médecins ont observé que les paralysies sont en plus grand nombre à *gauche* qu'à *droite :* tant d'auteurs en ont cité de nombreux exemples, que j'aurais pu me dispenser d'en rapporter de nouveaux ; mais M. le docteur BIETT, à qui j'ai lu ce mémoire, m'ayant offert, à l'appui de la proposition générale que je viens d'émettre, les résultats de sa pratique relativement aux hémiplégies, j'ai accepté avec reconnaissance cette offre d'un médecin distingué, étant bien convaincu qu'on ne saurait trop multiplier les faits recueillis par de bons observateurs, et que la profusion dans ce sens ne sera jamais à craindre.

Voici donc le tableau des hémiplégies observées, sans distinction de cause, dans l'espace de dix-huit mois à l'hôpital Saint-Louis : sur 63, 36 à gauche ; 27 à droite. On trouve dans une thèse sur la paralysie, soutenue en 1815 à la Faculté de Paris, par M. CABARD, une série d'observations qui établissent bien mieux encore cette prédominance des *hémiplégies* du côté *gauche* sur celles du côté *droit* : sur 35 observations de paralysies consignées dans cette thèse, on en trouve 7 de *paraplégies*, 4 *d'hémiplégies à droite*, dont une seulement fut l'effet d'une apoplexie ; et 24 *d'hémiplégies à gauche*, dont 12 symptomatiques d'apoplexies).

Tout en attribuant à l'influence de la pesanteur, la fréquence des apoplexies sanguines à *droite*, et des paralysies symptomatiques à *gauche*, je suis loin toutefois d'avancer que c'en soit la cause unique. On pourrait m'objecter, si j'étais ainsi exclusif, que, quoique le nombre des épanchemens sanguins à droite excède d'une manière très-sensible celui des épanchemens à gauche, il n'est cependant pas en harmonie avec la fréquence du *decubitus* à droite. Il est vrai que cette objection, qui au premier abord paraît juste, pourrait être aisément combattue : on conçoit, en effet, que le *decubitus* le plus ordinaire ayant déterminé un premier épanchement à droite, la paralysie, qui alors existe à gauche, oblige le malade à rester continuellement incliné sur ce même côté gauche : il est clair, d'après cela, que *le deuxième épanchement devra s'opérer à gauche par cela même que le premier se sera formé à droite* (1).

La pesanteur exerce aussi son influence sur des tissus plus consistans que le cerveau; sur le tissu cellulaire des joues, par exemple, chez des personnes jeunes et d'un tempérament lymphatique; sur la conjonctive, chez les individus atteints d'ophthalmies chroniques. On observe, en effet, que les *fluxions des joues* sont beaucoup plus fréquentes à *droite* qu'à *gauche*; que chez les personnes affectées *d'ophthalmies chroniques*, *l'œil droit* est ordinairement le plus engorgé et le plus malade. Dans le temps où je faisais ces observations, je conseillai à deux malades qui présentaient la disposition dont je viens de parler, et qui se couchaient habituellement à droite, de combattre pendant quelque temps cette habitude, et de se coucher à gauche le plus souvent qu'il leur serait possible : ce changement de situation eut à peu près le résultat que j'en avais espéré; la con-

(1) Voir page 8, une remarque qui concerne l'épistaxis.

jonctive droite se dégorgea sensiblement en même temps que celle du côté opposé devint plus rouge et plus épaisse.

C'est à la même influence que doit être attribuée l'épaisseur, souvent très-grande, des *tégumens de la poitrine*, du côté sur lequel le malade est resté couché durant une affection grave. Cette épaisseur plus considérable de l'une des parois de cette cavité, peut être la source de graves erreurs dans le *diagnostic* des maladies du poumon, aujourd'hui surtout, que pour établir ce diagnostic, on a si fréquemment recours à la *percussion*. On pourrait attribuer, par exemple, à la terminaison d'une *péripneumonie* par *hépatisation*, le son mat qui n'est dû dans cette circonstance qu'à l'engorgement des tégumens de la poitrine, si l'on négligeait d'observer que, par le fait de la *péripneumonie*, le malade a dû rester long-temps couché sur le côté douloureux : c'est ordinairement l'inverse dans la *pleurésie*.

Ce que détermine l'influence du *decubitus* relativement aux tégumens, elle le produit aussi sur les organes internes. C'est là, je crois, la raison pour laquelle le plus grand nombre des inflammations de la poitrine ont lieu du côté *droit*.

J'aurais beaucoup de remarques à faire sur cette influence, relativement aux organes de la poitrine; mais comme il me reste encore bien des choses à observer à ce sujet, je préfère me borner pour l'instant à donner le résultat des faits que j'ai recueillis, me réservant à les interpréter plus tard.

Sur 44 observations *d'adhérence des poumons*, dont j'ai été témoin en 1818 à l'hôpital de la Charité, 26 étaient à *droite*, et 18 à *gauche*. Sur 21 cas *d'hépatisation*, 13 appartenaient au poumon *droit*, et 8 au poumon *gauche*.

Quant aux épanchemens, ils sont à peu près également fréquens des deux côtés de la poitrine : sur 29, 12 à *droite*, 13 à *gauche*, et 4 des *deux côtés* à la fois. On peut même observer que, lorsqu'un épanchement séreux a lieu des deux côtés en même temps, c'est ordinairement à *gauche* qu'il est le plus considérable; les adhérences plus fréquentes au poumon droit rendent raison de cette particularité.

J'ai observé, en outre, que les *tubercules*

pulmonaires sont ordinairement plus nombreux, ou plus avancés et plus ramollis, à *gauche* qu'à *droite* ; que s'il n'existe de tubercules que dans un poumon, c'est le plus souvent aussi dans le *gauche* qu'on les trouve ; qu'enfin, si les cavernes sont plus grandes d'un côté, c'est encore à gauche qu'il est le plus fréquent de rencontrer cette disposition.

Une autre observation, déjà faite par quelques médecins (Bayle, MM. Lherminier, Fouquier, Chomel, etc.), se présente d'elle-même après celle que je faisais à l'instant, la voici : on a remarqué que les tubercules occupent presque exclusivement le *sommet* des poumons, tandis que *l'hépatisation* se trouve ordinairement à la *base* de ces organes. — Quelle peut être la cause de cette disposition ? Je ne le sais pas. Je m'abstiens même de toute recherche pour la trouver, parce que l'imagination, dont on ne saurait trop se défier, jouerait ici un rôle plus important que le jugement.

Je me borne donc à faire sur ces observations, les remarques et les rapprochemens suivans :

1° Les *tubercules* occupent surtout le

poumon *gauche*, et plus souvent le *sommet* que la base des poumons ; tandis que *l'hépatisation* se trouve le plus ordinairement à la *base* de ces organes, et surtout dans celui du côté *droit* ;

2° Le *siége* des *tubercules pulmonaires* est donc différent, et même *inverse*, de celui de *l'hépatisation* et de *l'inflammation* ; il semble, d'après cela, qu'il doive être permis de penser que *les tubercules, dans les poumons, ne sont pas constamment le produit d'inflammations, préexistantes* ;

3° Le poumon *gauche*, qui, chez la plupart des hommes, agit à peu près 24 heures, contre le poumon droit 16 heures, est aussi celui où les tubercules sont les plus fréquens, les plus avancés, les plus nombreux, etc. : circonstances que je me borne à noter et à rapprocher, sans assigner le genre de liaison qui peut exister entre elles ;

4° Il existe de sensibles rapports entre cette observation : *tubercules au sommet des poumons, hépatisation à la base* ; et cette autre observation : *tubercules du côté gauche, hépatisation du côté droit*. En effet, si, pour le deuxième cas, la pesanteur a quelque influence sur le siége inverse de ces deux maladies par le *decubitus* plus fréquent à droite, elle doit aussi bien exercer cette influence dans le premier cas, par la situation verticale qui est la plus ordinaire de toutes.

Il résulte des observations précédentes :

I. Que le *decubitus* a beaucoup d'influence sur quelques phénomènes de la vie, même chez les personnes dont la santé est la plus parfaite ;

II. Que le côté du corps où la pesanteur unit son action à celle du cœur, est aussi celui où les phénomènes circulatoires les plus prononcés sont produits ;

III. Qu'ainsi combinée à l'action du cœur, l'influence de la pesanteur donne lieu à des phénomènes, que, dans certaines circonstances, on a eu tort de regarder comme des *efforts critiques* ;

IV. Qu'à l'influence du *decubitus*, doit être rapportée : la fréquence des *véritables crises*, des *hémorragies* et des *inflammations* à *droite* ; des *paralysies* à *gauche*, etc. ;

V. Qu'enfin, cette influence pourrait être favorablement utilisée en médecine, soit pour guérir les maladies, soit pour les prévenir, soit pour en diminuer la fréquence de l'un des côtés du corps.

Cette influence du *decubitus* prolongé long-temps sur le même côté, ne se borne pas aux phénomènes de la circulation ; elle s'étend encore à beaucoup d'autres : c'est elle, par exemple, qui proportionne la quantité d'air respiré pendant la nuit, aux besoins de la circulation, alors moins active ; en paralysant presque complètement le côté de la poitrine sur lequel le corps repose. C'est *peut-être* encore à elle, qu'est due l'obliquité de *l'uterus* à droite, si fréquemment observée pendant la grossesse, ainsi que la *première position* de *l'enfant* dans l'accouchement : cette position étant l'effet presque nécessaire de l'obliquité de *l'uterus* à droite, etc.

On avait déjà parlé, mais vaguement, de l'influence qu'exerce la pesanteur sur quelques phénomènes de la vie, soit en santé, soit en maladie : sur les *varices*, par exemple, chez ceux pour qui la situation verticale est presque continuelle (RICHERAND, etc.); sur la production des *hémorrhoïdes*, chez les personnes sédentaires (TISSOT, *maladies des gens de lettres*); sur la *rubéfaction* subite de *la face*, chez un bateleur, dont la tête est renversée et pose à terre; mais, dans ce dernier cas, la rougeur de la face n'a pas pour cause unique l'influence de la pesanteur. En effet, pour que, dans cette situation artificielle, le corps puisse être tenu renversé, il est indispensable au bateleur de faire d'aussi grands efforts que s'il voulait soulever un fardeau considérable ; dernière circonstance où, comme chacun sait, la face rougit également. Pour tirer parti d'une pareille expérience, il aurait donc été nécessaire qu'une personne, tenue passivement suspendue par les pieds, fût restée alors tout-à-fait immobile; c'est ce que j'ai fait, et je me suis ainsi assuré que la seule influence de la pesanteur suffit pour faire rougir la face.

Voici d'autres faits encore, qui viennent à l'appui des propositions précédentes :

BAYLE a observé que dans les derniers momens de la vie, les poumons s'engorgent du côté sur lequel le corps se trouve être alors incliné. M. le docteur CHOMEL s'est assuré de l'exactitude de ces observations, en les répétant plusieurs fois.

M. BÉCLARD, qui a aussi répété ces expériences, s'est, dit-on, assuré que l'assertion de BAYLE n'est vraie que pour les cas où la mort a été précédée d'une longue agonie.

J'ai vu l'an dernier, à l'hôpital de la Charité, un malade qui, affecté de fièvre avec prostration des forces, offrit, au bout de 26 jours, une tumeur *parotide* du côté *droit*, sur lequel il s'était constamment incliné depuis le commencement de sa maladie. Plus tard, la tumeur augmentant de volume, la peau rougit et devint très-sensible à la pression : le malade alors, pour éviter des frottemens très-douloureux, s'inclina du côté *gauche*. Quel fut le résultat de ce changement de situation ? Le voici : une *nouvelle* tumeur *parotide* se développa du côté *gauche*; on la regarda comme un nouvel *effort critique* (c'était le trente-sixième jour de la maladie). Le lendemain, il y eut écoulement de sang par l'oreille *gauche* (troisième effort critique). — Enfin, le malade succomba le quarante-deuxième jour, continuant d'être penché depuis une semaine vers le côté *gauche*.....

C'était d'abord de son propre mouvement qu'il s'était incliné de ce côté, où l'on continua de le soutenir à l'aide de coussins, les derniers jours de sa vie, à raison des escarres considérables qui s'étaient formées du côté droit, où existait en outre une parotide volumineuse et ulcérée.....

A l'ouverture du cadavre, on trouva (entre autres altérations) de la sérosité dans les ventricules du cerveau, mais surtout dans le ventricule latéral *gauche*. Cet épanchement avait été annoncé dans les derniers instans de la vie, par la dilatation des pupilles ; dilatation qui était un peu plus sensible à *droite* qu'à gauche. (Il faut observer toutefois, que l'état comparatif des pupilles n'avait pas été noté dès le commencement de la maladie).

Il est aisé de voir tout le parti qu'on pourra tirer d'observations semblables à celles-ci : elles feront apprécier la valeur de certains phénomènes morbides, constamment regardés, jusqu'à ce jour, comme des *efforts critiques*.

On peut assurer dès à présent, que, relativement à la circulation, il existe deux forces, sans cesse opposées, dans l'économie animale : l'une *active*, vitale, représentée par le *cœur*; l'autre, *passive* ou physique, c'est la *pesanteur* (1); que l'influence de cette

(1) Je fais abstraction ici de l'action, assez obs-

dernière, comparée à celle du cœur, est peu sensible dans la jeunesse, et chez les personnes qui jouissent d'une santé robuste, sans pourtant qu'elle cesse entièrement d'agir dans ces circonstances; qu'elle augmente à mesure que celle du cœur diminue, ce que démontrent les anévrismes passifs du cœur, les hydropisies et les hémorragies passives, etc., circonstances où ses effets deviennent très-prononcés; qu'enfin, aux approches de la mort, l'influence de la pesanteur devient de plus en plus manifeste: et c'est alors que, dans un temps très-court, elle détruit l'équilibre entre la partie droite et la partie gauche du corps, à l'avantage de celle des deux sur laquelle elle agit.

Nota. — Lorsqu'au mois d'avril dernier, je fis part de cet *Essai* à MM. les internes de l'hôpital Saint-Louis, j'avais dessein de faire pour les autres agens physiques ce que je

---

cure, du système capillaire : je n'examine pas si ce sont les petits vaisseaux qui agissent, pour le faire circuler, sur le sang qui les remplit, ou si l'impulsion du cœur s'étend jusqu'à ces vaisseaux. On doit publier bientôt un mémoire sur cet objet.

venais de déterminer pour la pesanteur. Ce projet me sourit d'abord; mais, à l'exécution, je m'aperçus bientôt de la différence qu'il y a, dans les sciences, entre ce que l'on trouve et ce que l'on cherche. Je vis aussi que l'essentiel n'est pas de réunir un grand nombre de faits, mais de savoir distinguer dans la foule les seuls intéressans, de les coordonner convenablement, et de remplir les lacunes qui restent entr'eux par des faits nouveaux qu'il a fallu faire naître. C'en était trop pour un commençant ; je le sentis, j'abandonnai mon projet ; bien persuadé cependant que, pour qui saura s'en occuper, l'influence de la *chaleur*, de la *lumière*, etc., sur les phénomènes de la vie, pourra fournir plusieurs sujets de thèses nouvelles et excellentes, devenues trop rares aujourd'hui.

Rapport de MM. Delens et Piorry, *sur le mémoire précédent.*

Si la science du médecin commence là où finit celle du physicien, ce n'est pas à dire que l'une soit absolument et entièrement isolée de l'autre. Les corps organisés vivans, soumis dans leur action à des forces particulières, sont loin toutefois d'être complètement soustraits à l'empire des forces physiques qui régissent l'ensemble des êtres. Quelques médecins en ont sans doute, à diverses époques, exagéré l'influence, mais d'autres semblent aussi l'avoir trop méconnue. Ce n'est point, il est vrai, dans les corps bruts, ce n'est pas même dans les corps organisés privés de vie, mais dans les êtres vivans, que doit être étudiée la physique médicale. On sait *à priori*, on peut rigoureusement calculer les phénomènes que produisent les forces physiques dans les premiers de ces corps; mais à l'égard des derniers, on est encore réduit à observer ceux auxquels elles participent : tout nous dit même que jamais sur ce point, nos connaissances ne pourront acquérir une entière certitude, tant est mobile le sujet de ces recherches ; tant sont variés les circonstances de l'observation, ou les élémens dont elle se compose.

Toutefois, il importe de tenir soigneusement note, à mesure que l'expérience et l'observation nous éclaireront à cet égard, du degré d'influence qu'exercent ces forces physiques sur les êtres organisés, c'est-à-dire, de l'appui qu'elles prêtent, ou des entraves qu'elles apportent à l'exercice de leurs fonctions. De telles recherches ne peuvent être sans utilité pour les progrès de la physiologie, et rien de ce qui profite à cette science ne saurait être stérile pour la médecine, proprement dite.

M. Bourdon, qui, dans un précédent mémoire, avait, dans l'explication des phénomènes du vomissement, réclamé en faveur des lois vitales sacrifiées aux lois physiques par un moderne et ingénieux physiologiste, s'efforce aujourd'hui de restituer aux premières la part qu'il croit leur être due dans l'explication de quelques autres phénomènes de la vie.

On sait depuis long-temps, quelle influence la pesanteur exerce sur la circulation veineuse, et combien surtout elle est marquée dans la situation verticale. M. BOURDON cherche à démontrer qu'elle n'est pas moins puissante dans le decubitus latéral, à l'égard du côté sur lequel le corps est incliné. Il a vu, par exemple, et l'un de nous a vérifié sur lui-même, l'exactitude de cette observation, base principale de son mémoire, que lorsqu'on est couché sur un des côtés du corps, la narine correspondante se rétrécissant peu à peu, cesse bientôt de livrer passage à l'air, et dé pouvoir servir à l'exercice de la respiration, phénomène qui se renouvelle du côté opposé lorsqu'on vient à changer d'attitude, tandis que la narine, d'abord obstruée, recouvre sa liberté première, et qui peut ainsi être alternativement reproduit un nombre de fois illimité. C'est à l'épaississement de la membrane pituitaire dû à la stagnation du sang dans cette membrane, qu'il croit, d'après le résultat de ses recherches, devoir attribuer ce phénomène bien *minime* en apparence, mais qu'il a su rendre fécond en inductions importantes et nombreuses.

C'est ainsi que la fréquence de l'apoplexie sanguine à droite, et des paralysies symptomatiques à gauche, celle des inflammations de la poitrine du côté droit, ainsi que des adhérences des poumons ou des hépatisations qui en dérivent, celle de l'épistaxis, des fluxions des joues, des ophthalmies chroniques du même côté, trouvent, selon lui, leur explication dans l'habitude qu'ont la plupart des hommes de se coucher du côté droit, c'est-à-dire, dans la perte de l'équilibre qui résulte de ce decubitus ainsi prolongé pendant le tiers de la vie, entre la circulation veineuse et capillaire des deux moitiés latérales du corps. M. BOURDON pense aussi, et sur ce point il trouvera peu de contradicteurs, que la coloration plus grande de la face, du côté vers lequel repose le malade, que l'épaisseur très-grande des tégumens du thorax de ce même côté après une longue maladie, phénomène qui, dans le diagnostic des maladies des poumons fondé sur la percussion de la poitrine, peut donner lieu à des erreurs graves, proviennent d'une cause analogue. La mobilité de certaines phlegmasies, le transport, par exemple, d'une inflammation de l'un à l'autre de nos organes pairs, lui semble également pouvoir être rapporté, dans quelques circonstances, aux alternatives du decubitus de l'un à l'autre côté du corps : de là cette idée, qu'il étaye d'ailleurs de quelques observations, que certains phénomènes regardés comme critiques, ne sont que le résultat de l'influence qu'exerce la pesanteur sur la circulation veineuse et capillaire.

Plusieurs faits observés par l'un de nous, depuis que la Société nous a chargés de ce rapport, ne confirment pas entièrement ces dernières inductions, mais leur nombre est encore trop borné pour qu'il puisse être permis d'en tirer aucune conclusion générale. Le premier, d'ailleurs, semble être favorable à l'hypothèse de M. Bourdon : c'est celui d'une péripneumonie qui avait son siége à droite, et au quatrième jour de laquelle il survint une hémorragie nasale du côté droit, la malade étant restée constamment couchée sur ce même côté. Dans les deux autres cas, au contraire, relatifs à une parotide, et à une angine tonsillaire, l'inflammation, après quelques jours de durée, s'est transportée d'un côté à l'autre, quoique les malades fussent restés constamment inclinés sur le côté primitivement affecté.

Quoi qu'il en soit, l'opinion de M. BOURDON, touchant l'influence qu'exerce la pesanteur sur la circulation veineuse et capillaire, est appuyée sur des considérations et sur des faits qui lui donnent un assez grand degré de probabilité, et elle touche d'assez près à la pratique médicale, pour qu'il ne soit pas sans utilité d'en soumettre la vérification à l'expérience clinique. Le mémoire qui vous est présenté, contient d'ailleurs d'intéressans développemens sur différentes maladies du thorax, et sur quelques phénomènes physiologiques ou morbides qui semblent pouvoir encore être rattachés à l'influence du decubitus. Vos commissaires vous proposent, en conséquence, de l'insérer dans votre recueil périodique, et d'adresser à son jeune auteur, qui, assis encore sur les bancs de l'Ecole, fait preuve, pour la seconde fois, d'autant de zèle que de capacité, les remercîmens et les encouragemens de la compagnie.

(Extrait du *Journal général de médecine*, *août* 1819).

La Société de médecine approuve en entier le rapport de ses commissaires et en adopte les conclusions.

Le secrétaire-général,

NACQUART.

Paris, le 29 juillet 1819.

Le secrétaire-général de la Société de médecine de Paris,

A M. BOURDON, à l'hôpital St.-Louis.

Monsieur,

La Société de médecine avait entendu, avec bien de l'intérêt, la lecture que vous lui aviez faite de votre mémoire intitulé : *de l'influence de la pesanteur sur les phénomènes de la vie.*

Dans sa séance du 20 de ce mois, son attention a été ramenée sur ce travail par le rapport que lui ont présenté ses commissaires, à l'examen desquels elle l'avait confié.

Elle a arrêté que votre mémoire serait imprimé, ainsi que le rapport, dans le Journal général de médecine, ou Recueil périodique de ses travaux.

J'aime à saisir ces occasions de vous féliciter, au nom d'une compagnie qui, depuis vingt-trois ans, consacre ses efforts à l'avancement de la science. C'est à ce titre que je sollicite de vous, de nouvelles communications.

Agréez, monsieur, l'expression de tous mes sentimens d'estime bien sincère.

NACQUART.

www.ingramcontent.com/pod-product-compliance
Ingram Content Group UK Ltd.
Pitfield, Milton Keynes, MK11 3LW, UK
UKHW021213230726
13926UKWH00001B/491